AF496083

OBSERVATIONS

DU Dr TURCK

ADRESSÉES À M. LE SÉNATEUR SUIN

Rapporteur de sa Pétition

SUR LE

RÉGIME DES ALIÉNÉS

EN FRANCE

ET

Les nombreux inconvénients de la loi de 1838 sur cette matière.

1867

OBSERVATIONS

DU Dr TURCK

ADRESSÉES A M. LE SÉNATEUR SUIN

Rapporteur de sa Pétition

SUR LE

RÉGIME DES ALIÉNÉS

EN FRANCE

ET

Les nombreux inconvénients de la loi de 1838 sur cette matière.

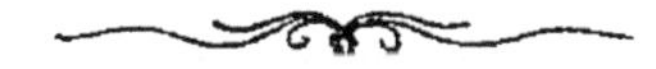

Monsieur le Sénateur,

Le temps que vous avez consacré à l'étude de ma pétition au Sénat sur le régime des aliénés en France en démontrerait déjà toute l'importance, quand même vous n'auriez pas cru devoir en proposer le double renvoi aux ministres de l'Agriculture et de la Justice. Je sais que vous n'avez demandé ce renvoi qu'avec beuucoup de réserves et qu'autant que vous l'avez pu, vous avez défendu la loi de

1838 et les asiles tels qu'ils sont aujourd'hui comme choses excellentes. Cela me semble tenir, Monsieur le Sénateur, à ce qu'entièrement étranger à la médecine, comme vous le reconnaissez vous-même, vous avez voulu cependant comparer des doctrines médicales et les juger, alors que votre tâche ne consistait peut-être qu'à étudier la loi de 1838 et ses effets. Ne vous êtes-vous pas heurté au même écueil que les auteurs de cette loi? Ils avaient pour mission d'établir les rapports de l'aliéné avec sa famille et avec la société. Au lieu de cela, subissant la pression des aliénistes de l'époque, acceptant comme le dernier mot de la science, les affirmations d'une secte médicale, ils ont donné à ces affirmations la sanction législative, ils ont prescrit, au nom de la loi, le traitement à suivre pour combattre la folie. Voilà leur tort et ce tort coûte déjà la raison ou la vie à plus de cent cinquante mille de nos compatriotes.

Si la science de l'aliénation mentale avait existé en 1838, la loi, en la réglant, aurait suffi pour l'immobiliser, pour arrêter tous ses progrès, mais elle n'existait pas plus alors qu'elle n'existe aujourd'hui. Les aliénistes, Parchappe l'avouait encore quelques jours avant sa mort, ne savent rien de ce que deviennent les fous laissés dans leurs familles et traités par les médecins ordinaires ou abandonnés à

la nature. Ils attribuent, à la folie, les lésions céré-
brales produites par la nostalgie qui règne en maître
dans les asiles.

Sans aucune espèce de preuves ils placent le
siége de la folie dans le cerveau. Qu'ils expliquent
ainsi s'ils le peuvent l'augmentation si considérable de la puissance musculaire chez beaucoup
de fous, puissance musculaire que Boerhave si-
gnalait en ces termes : « *ut plurimum immen-*
« *sum robur musculorum,* » dont Sprengel
disait : « *simul incredibilis est musculorum*
« *vis,* » et qui a inspiré au grand Broussais, mon
illustre maître, les lignes suivantes : « On ne
« saurait expliquer comment la vie peut tenir à
« une dépense d'innervation cérébrale et muscu-
« laire comme celle qui se fait parfois durant
« deux, trois, quatre mois de suite, quelques fois
« même durant plus d'un an chez ces malheu-
« reux. » Il ne comprend pas mieux la résistance
au froid de ces malades. « Cela suppose, dit-il, une
« réparation de forces nerveuses dont la source
« n'est pas appréciable. »

Mais, Monsieur le Sénateur, quand bien même
j'accorderais aux aliénistes que le cerveau est le
siége de la folie, qu'y gagneraient-ils puisque
nous ne savons rien encore des fonctions de cet
organe? Vous en acquérerez la certitude, en lisant

dans les leçons de la physiologie du système nerveux, par M. le professeur Vulpian, page 645, que « la physiologie du cerveau comprend, comme celle des autres parties du myélencéphale, deux questions principales à examiner, il s'agirait de déterminer 1° les propriétés physiologiques des éléments anatomiques du cerveau, 2° les fonctions du cerveau. Ces deux questions sont profondément obscures, » et page 647, « qu'il est clair que tous les phénomènes de l'intelligence sont des manifestations de l'activité de ces éléments. Mais quelles peuvent être les propriétés en vertu des quelles se produisent les divers modes de ces éléments? nous n'en savons rien, absolument rien. »

Me direz-vous, Monsieur le Sénateur, qu'à défaut de la science, messieurs les aliénistes ont pour eux l'expérience. Les faits sont là. En 1854 on guérissait, dit M. le ministre Béhic, dans son rapport, 8 malades et 72 centièmes pour cent, depuis 1856 jusqu'à 1860 ce chiffre déjà si minime a diminué d'une manière régulière. Ainsi il était en 1856 de 7,87, en 1857 de 7,62, en 1858 de 7,37, en 1859 de 7,19 et de 7 seulement en 1860. Dans les mêmes années, toujours d'après M. Béhic, la moyenne de la mortalité a été dans nos asiles de 14,05 pour 100. De sorte que sur 100 malades traités dans nos asiles en 1860, pour 7 guérisons et 14 morts, on avait 79 incurables. On ne peut certes rien de plus affligeant et de plus misérable que de pareils résultats. Mais disent messieurs les aliénistes, c'est qu'on nous envoie les malades trop tard, quand ils sont devenus incurables. Ce fait est faux : ainsi le département de la Seine est celui où l'on guérit le moins d'aliénés et celui où on en perd le plus et cependant c'est le seul, où, par mesure de police, on enferme l'aliéné dès que sa maladie éclate.

En Belgique, à Gheel, on perd 7 malades sur 100, on en guérit 22. Si la science de la folie n'est pas plus avancée en Belgique qu'en France, la pratique belge, ou plutôt la pratique de Gheel, est déjà bien supérieure à celle de nos asiles. Mais au sein de leurs familles la nature guérit 50 aliénés sur 100 et on peut en les soignant dans ce milieu ainsi que je l'ai prouvé, arriver déjà à en guérir les trois quarts, et quand la science de l'aliénation mentale sera créée, il est très probable qu'au lieu de guérir 75 fous sur 100 on en guérira beaucoup plus encore.

Les aliénistes qui vous ont bien mal renseigné sur mon compte, vous ont amené à dire que je prétendais, dans mes nombreux écrits, guérir tous les fous que je soigne. Je n'ai jamais eu de telles

prétentions, Monsieur le Sénateur, mais deux aliénistes, propriétaires tous deux de maisons de santé,
MM. Brière de Boismont et Pinel-Neveu, qui, quinze
ans après la publication de mes premiers travaux,
ont cru pouvoir se les approprier, ont publié chacun
un long mémoire sur l'application du bain prolongé
au traitement de la folie et ont fourni, l'un 100
observations, l'autre 115 je le crois, de fous soumis
à ce traitement et tous guéris.

Dans un mémoire sur la nature et le traitement
de la folie, que j'ai publié en 1844, j'ai donné 27
observations de fous soignés par moi et dont 6 ne
se sont pas rétablis, vous voyez que la proportion
des guérisons est à peu près la même que celle
fournie par les fous observés pendant 44 ans, dans
la ville de Plombières et conservés dans leurs
familles. A ce propos, Monsieur le Sénateur, per-
mettez-moi de vous dire que si vous aviez été
médecin et médecin à la hauteur du sujet, vous
n'auriez pas ri de cette observation des 20 fous
de Plombières, car nulle part vous ne trouverez un
document de ce genre et de cette importance. Les
aliénistes n'en possèdent pas de semblable, Parchappe l'a dit. Supposez qu'aujourd'hui un médecin vieilli comme moi dans la pratique de son art
et connu par l'honorabilité de sa vie, vienne
annoncer au monde savant qu'en 44 ans il a guéri

15 cancéreux sur 20 qu'il aurait soigné dans sa circonscription médicale, ce fait ne serait-il pas, et à bon droit, regardé comme considérable. Eh bien, mon observation a la même importance, car la folie est aussi répandue que le cancer et n'est guère mieux guérie dans vos asiles. J'aurais pu du reste vous donner des centaines d'autres observations puisées dans ma pratique, mais qui, prises dans des centaines de localités différentes, n'auraient plus eu la même valeur comparative.

J'avais dit dans mon mémoire que les fous enfermés dans nos asiles, y mouraient dans d'énormes proportions la première et la seconde année et y mouraient tués par le désespoir. M. le ministre de l'agriculture et du commerce, M. Béhic, est venu, dans son rapport, confirmer de la manière la plus convaincante ce que j'avais avancé, « la statistique de nos asiles, dit-il, révèle un fait fort triste, c'est le nombre considérable des aliénés qui succombent au moment de leur admission. Sur 17,167 fous décédés, 2,109 ou plus de 12 pour cent sont morts dans le premier mois de leur entrée; 1234 soit 7,19 pour cent dans le deuxième mois, et 1,020 ou 5,94 pour cent dans le troisième; c'est pour les trois premiers mois 4,364 décès, soit plus du quart du chiffre total. Quelques administrateurs, en signalant le même fait, l'ont expliqué par l'état de débilitation dans lequel se trouvent fréquemment les malades au moment de leur entrée dans les asiles. Ne devrait-on pas plutôt en chercher l'explication dans le saisissement, dans la commotion violente, enfin dans le chagrin profond que doit éprouver le malade ainsi brusquement enlevé à sa famille, et séquestré, quand il ne peut même soupçonner la cause d'une aussi violente mesure. » Si monsieur le ministre avait poussé plus loin ses recherches dans ce sens, il aurait reconnu bien vite que le désespoir, dans les asiles, est bien loin de circonscrire à trois mois ses tristes effets, mais que les malades de la seconde année toute entière ont encore à lui payer un large tribut. Il aurait vu que ces désespérés forment la presque totalité du chiffre des morts dans les asiles, plus du tiers des admissions.

Je sais bien, Monsieur le Sénateur, qu'entraîné par Parchappe, vous voudriez que l'on n'imputât pas le chiffre des morts aux années qui les fournissent, mais que l'on fit peser la mortalité sur l'ensemble des détenus. Ainsi à Auxerre, en 29 ans, il y a eu 478 décès dont 216 fournis par les malades de première année, 84 par ceux de deuxième année et 177 par les malades des 27 autres années ou 6 1/2 en moyenne pour chacune de ces dernières. Eh bien, Monsieur le Sénateur, avec Parchappe vous ne voudriez pas que l'on imputât plus

de morts aux deux premières années qu'aux vingt-
sept autres. Cette prétention des aliénistes carac-
térise bien leur science ! Jamais aucun médecin
sérieux n'admettra une pareille statistique et M. le
ministre Béhic ne l'a pas admise davantage. Mais
Parchappe lui-même, après l'avoir déclaré admi-
rable quand elle servait à masquer la fatale influence
des asiles, n'en veut plus dès qu'il s'agit du compte
des aliénés guéris. Il tombe alors dans l'excès con-
traire, tant la vérité est antipathique aux aliénistes,
tant ils sont toujours en opposition avec les faits ;
il prétend imputer toutes les guérisons aux malades
de première année, dans les asiles. Ainsi, à
Auxerre, sur 331 guérisons, dont 203 sans rechu-
tes obtenues en 17 ans, 264 seulement sont fournies
par les malades de la première année, 39 par ceux
de la seconde et 28 par ceux des années suivantes.
Serait-il vrai, serait-il juste, de compter à la
première année ces 67 guérisons qui ne lui appar-
tiennent pas ?

Vous avez peut-être, Monsieur le Sénateur,
visité beaucoup d'asiles sans y voir les nombreux
désespérés dont je vous entretiens. Cela vient de
ce que n'étant pas médecin, vous avez passé à
côté d'eux sans les reconnaître. Ces fous qui
paraissent insensibles à ce qui se passe autour
d'eux, qui se parlent souvent à eux-mêmes, qui

restent assis ou appuyés aux murailles des heures entières, ou qui se promènent à pas lents, ce sont là surtout les désespérés ; ce sont des hommes frappés par la nostalgie qui plus ou moins rapidement amènera à sa suite tous les accidents que l'inflammation aiguë ou chronique du cerveau sait développer dans l'encéphale, et c'est sur ces lésions produites par les asiles, que s'appuient les aliénistes pour échafauder leur prétendue science et pour faire partager au public leur fatale erreur !

Mais si le désespoir tue le tiers des aliénés dans les deux premières années de leur réclusion dans les asiles, il y en a beaucoup d'autres qui, sous la même influence, deviennent incurables au lieu de mourir. Si sur 40,000 fous que comptent chaque année vos asiles, vous en perdez 5,600 par la mort, si vous en guérissez 3,400 et si tous les autres demeurent incurables, pouvez-vous, Monsieur le Sénateur, continuer à défendre les asiles ?

Dans des établissements semblables à celui de Gheel, 40,000 aliénés ne fourniraient que 2,000 morts au lieu de 5,600 et on en guérirait 8,800 au lieu de 3,400. Le nombre des incurables se trouverait donc déjà bien réduit.

Conservés dans leurs familles et abandonnés à la nature, les 40,000 aliénés vous donneraient 20,000 guérisons et 1,200 morts seulement. Si au lieu d'employer pour tous vos fous et dans leurs familles la méthode expectante seulement, vous les y faites soigner convenablement par leurs médecins ordinaires, vous en guérirez 30,000 au lieu de 20,000, vous en perdrez 1,200 à peine, et les incurables au nombre de 8 à 9,000, ne fourniront pas 4,000 aliénés dangereux.

Vous vous récriez, Monsieur le Sénateur, contre le haut prix du traitement que j'ai institué pour combattre la folie. Mais un traitement qui, sans la garde du malade, peut ne pas coûter plus d'un à deux francs par jour, et qui, en huit ou quinze jours peut guérir la folie aiguë, est-il un traitement trop cher? du reste je n'ai point proposé de traitement, ce n'est pas chose à fixer par la loi. Montesquieu doit, autant qu'il m'en souvienne, défendre quelque part de réunir dans la loi les choses qui s'excluent. Faites-donc en sorte que vos asiles ne renferment plus que les fous incurables et dangereux, placez tous les autres, autant que faire se pourra, sous la protection de la famille et de la cité, et vous aurez bien mérité de votre époque. L'expérience des asiles tels qu'ils sont aujourd'hui a été faite sur une assez grande échelle pour suffire aux plus exigeants. Le fou enlevé à sa famille meurt de désespoir ou devient incurable. Vos asiles seraient des palais splendides, les soins les plus empressés

entoureraient vos malades, que la nostalgie ne les
tuerait pas moins rapidement. Mais vos asiles ne
sont pas des palais splendides, et vos malades ne sont
pas entourés des soins les plus empressés, ainsi que
le témoigne M. Girard de Cailleux, dans son rapport
au préfet de la Seine. Vous dites sans doute,
Monsieur le Sénateur, que M. Girard de Cailleux,
revient sur ce qu'il a dit dans son rapport, qu'il le
désavoue. S'il le fait c'est en cédant à la contrainte,
à la pression que les autres aliénistes exercent sur
lui. Pour moi je maintiens tout ce qu'il a dit pour
vrai. C'est comme si, pour avoir retiré sa pétition
au Sénat contre le régime actuel des fous en France,
on prétendait que M. Garsonnet abandonne ses con-
victions passées, les désavoue. Non ! non ! Il reste,
j'en suis certain, aussi convaincu des vices nombreux de la loi de 1838, et si son beau livre : *D'une
lacune énorme à combler* (Paris, 1861), n'était pas
écrit, il l'écrirait en l'accentuant davantage encore,
car malgré les efforts des aliénistes pour empêcher
tout examen de la grave question du régime des
aliénés en France, malgré les communiqués et les
avertissements, beaucoup de lumière déjà a été
projetée à travers ces épaisses ténèbres. Les noms
de MM. Girard de Cailleux et Garsonnet seron
conservés parmi ceux des bienfaiteurs de l'huma
nité. Le fait suivant, que j'emprunte à la cour d'as-

sises d'Épinal, va vous montrer à quel degré dans les asiles on peut pousser le mépris de la dignité humaine et l'oubli de tous ses devoirs.

Un nommé Maire, âgé de 25 ans, s'était adonné pendant tout l'automne de 1855, à l'ivrognerie la plus habituelle. C'était avec le vin nouveau, très fort cette année et avec l'absinthe, qu'il s'enivrait de préférence. Il eut à la fin de ces scènes de débauche quelques hallucinations, et sans aucune provocation; le 5 janvier 1866, il plongea un canif de luthier dans le sein de sa maîtresse alors enceinte de ses œuvres et qu'il devait épouser. L'instrument avait pénétré dans le poumon. Au bout de 26 jours la blessée fut rétablie.

Maire, arrêté à l'instant où il avait commis son crime, eut bientôt, en prison, toutes les apparences de la folie. Il ne dormait pas et empêchait ses co-détenus de dormir, il parlait avec une grande lenteur, il avait dans sa tenue beaucoup des habitudes des malades en torpeur. Ces habitudes se prononcèrent davantage quand il fut transféré de la prison de Mirecourt à celle d'Épinal. Arrivé en cour d'assises, sa tenue étrange, son mutisme, déterminèrent les magistrats à remettre sa cause aux assises suivantes et à le faire examiner par des médecins aliénistes. Ceux-ci, pour le contraindre à répondre aux questions qu'ils lui adressaient, employèrent

sur lui jusqu'à deux machines électriques à la fois,
les douches et les affusions d'eau froide sur la tête
et l'éthérisation. Voici une des séances d'électricité,
je copie textuellement le rapport : « Un matin nous
lui disons : « puisque vous ne mangez pas, c'est que
vous êtes malade ; nous allons chercher à ranimer
vos fonctions. Puis nous le faisons déshabiller complètement et nous l'électrisons. Nous avons soin de
promener les pinceaux électriques sur l'abdomen et
la continuelle contraction des muscles détermine
une très forte selle des mieux liées. Nous n'avons
jamais vu une figure aussi ennuyée qu'à ce moment.
La mine était des plus piteuses. Eh bien, lui disons-
nous ! vous voyez bien que nous avons des moyens
de savoir si vous mangez. » Ce sont là, n'est-ce pas
Monsieur le Sénateur, des scènes du moyen-âge.
Et ces tourmenteurs se faisaient assister par leurs
infirmiers ; quelles leçons de douceur, d'humanité
pour ces derniers ! Aussi l'un d'eux que l'on avait
fait venir à Epinal pour y soigner les fous du dépôt
dût être renvoyé bien vite, m'ont dit les sœurs,
parce qu'il maltraitait les malades, et quand des
aliénés, anciens pensionnaires de l'asile, sont en-
voyés au dépôt par suite d'une rechute, s'ils sont
agités il suffit, pour les calmer, de les menacer de
l'asile. Ils pleurent, disent les sœurs, et les sup-
plient de les conserver près d'elles. Je pose en fait

que sur 100 aliénés soumis au même traitement que Maire, plus de moitié répondraient bien plus sensément qu'il n'a pu le faire.

Vous vantez beaucoup, Monsieur le Sénateur, un médecin d'asile qui donne des concerts à ses malades et peut-être proposerez-vous de rendre ces concerts obligatoires une ou deux fois par semaine. Évidemment l'intention de l'aliéniste est excellente mais son exécution diminuerait encore le nombre déjà si restreint des guérisons dans les asiles. En effet, les concerts font tomber en crises les cataleptiques, les hystériques, un certain nombre d'épileptiques et agissent sur tous les aliénés qui les écoutent, en augmentant encore l'afflux du fluide nerveux dans le cerveau, en augmentant la folie.

Vous tenez beaucoup et avec bien de la raison, à ce que de sérieuses et fréquentes visites soient faites dans les asiles, par les délégués des préfets et par les magistrats. Mais quand l'asile renferme plusieurs centaines de malades, 12 ou 1,300 par exemple, comme à Maréville, vous êtes le premier à comprendre, Monsieur le Sénateur, qu'une visite faite par un seul homme, chargé habituellement de beaucoup d'autres fonctions, devient une chose impossible, car pour la faire convenablement, il lui faudrait un mois.

Il y a 7 ans que le département des Vosges,

envoyant chaque année 48 fous à Maréville, en avait 252 dans cet asile, pour lesquels il payait 115,000 francs par an. C'était fort lourd pour le département, aussi le préfet d'alors, très bien secondé par l'inspecteur de l'assistance publique, décida qu'à l'avenir les fous à envoyer à l'asile, séjourneraient d'abord à Épinal, dans un hospice adjoint à l'hôpital de la ville, et qu'on n'enverrait à Maréville que les fous véritablement dangereux. Cette simple mesure a réduit de 48 à 14, le nombre moyen des fous que l'on interne chaque année dans l'asile. On s'attendait par cette sage détermination à voir diminuer chaque année le nombre des pensionnaires du département, il n'en a rien été cependant et à l'étonnement général, nous avons encore aujourd'hui 252 fous *dangereux* à Maréville. M. le préfet, sachant peut-être que le médecin actuel de Maréville professe que tous les fous sont dangereux, craignant sans doute qu'il retienne près de lui, par excès de zèle, beaucoup de malades qui pourraient être rendus à leurs familles, nomma une commission de quatre médecins pris dans le conseil général, pour aller visiter en son nom nos malades, et lui faire un rapport sur l'état de chacun d'eux. Les portes de Maréville sont restées fermées à cette commission, Monsieur le Sénateur, et M. le préfet de la Meurthe a dit qu'il autoriserait bien son collègue des Vosges à venir visiter lui-même les aliénés vosgiens, à condition qu'il n'aurait avec lui qu'un seul médecin. De sorte que M. le préfet des Vosges, en accordant seulement dix minutes à l'examen de chacun de nos 252 malades, et en travaillant huit heures par jour, aurait été obligé de passer plus de cinq jours à Maréville avec son médecin et sans doute aussi, par grâce spéciale, avec son secrétaire.

Un aliéniste du plus grand mérite comme savant et comme homme, M. le docteur Morel, voudrait que l'on n'envoyât plus dans les asiles que des fous incurables et dangereux, et il ajoute qu'il a vu envoyer dans ces établissements des malades dont le délire était occasionné par des maladies aiguës méconnues. Dans ma longue pratique j'ai vu des faits semblables. En voici un qui intéressait un vosgien et qui vous montrera une fois de plus, Monsieur le Sénateur, combien il serait important que des commissions sérieuses pussent contrôler ce qui se passe dans les asiles. Un ancien avoué, originaire de Remiremont, avait une fortune de 5 ou 600,000 francs. Il était marié, sans enfants, et il avait fait une donation de tout son bien à sa femme en cas de survie. Il eut une fièvre thyphoïde grave à Nancy, où il demeurait. Le délire persista après la fièvre et on conseilla à la femme du malade de le mettre à Maréville. Il y était depuis plusieurs mois, quand le maire actuel de Remiremont, son ami, fit exprès le voyage de Nancy pour avoir de ses nouvelles. Il vint prier Mme M. de l'accompagner le lendemain à Maréville. Mais, dit cette dame, mon pauvre mari ne nous reconnaîtra pas et cette visite inutile redoublera toute ma douleur. Vaincue par l'insistance du maire, elle finit par le suivre. Il fallut s'adresser d'abord au médecin de l'asile; suivant ce dernier, M. M. n'avait plus de l'homme que la figure, il ne reconnaissait plus personne, mieux, bien mieux valait pour les visiteurs ne pas le voir. Le maire de Remiremont insistant arriva enfin jusqu'à M. M. Dès que celui-ci l'aperçut, il courut à lui les bras ouverts : Ah ! mon cher ami, tu ne m'as donc pas oublié, lui dit-il ; viens-tu me tirer de cette affreuse prison ? Pendant la demi-heure que le maire fut autorisé à passer avec M. M., ce dernier lui parla de la manière la plus sensée. Il lui dit qu'il se souvenait bien d'avoir eu le délire pendant et après sa fièvre typhoïde, mais qu'il en était guéri depuis longtemps, qu'il ne lui restait qu'une grande difficulté à calculer, ce qui ne motivait pas sa réclusion actuelle. Sa femme promit de le faire sortir de Maréville dans la semaine. Au bout de 15 jours il y était encore et y mourait de désespoir. Sa femme, son unique héritière, mourut elle-même un an plus tard après avoir fait donation de toute sa fortune à des étrangers.

Un de mes bons confrères, maire d'une petite ville du département de la Haute-Marne, me parlait cet été d'un homme que nous avions connu tous deux et qui étant député, était devenu fou. Ce monsieur, excellent homme, très aimé de ceux qui le connaissaient, mais un peu vain, croyait qu'il venait d'être nommé ministre. Il parlait et commandait en conséquence. Mon confrère fut prié de le conduire dans une maison de santé. On recourut pour cela à je ne sais quel prétexte. Dès que le pauvre malade se vit enfermé et sous la surveillance des domestiques de la maison, il en conçut un tel désespoir qu'il en mourut quinze jours après. Mon confrère ne se pardonne pas encore la part qu'il a prise à ce malheureux événement, trompé par les idées qui ont encore cours aujourd'hui à ce sujet et que vous partagez si complètement, Monsieur le Sénateur, tant il est vrai que les meilleurs esprits peuvent se courber sous le joug des préjugés de leur époque.

Je vante beaucoup aujourd'hui les établissements analogues à celui de Gheel, pour y interner une certaine classe de fous et parce que j'ai dit ailleurs que Gheel ne réunissait pas les conditions nécessaires au traitement et à la guérison de la folie.

Vous croyez que je suis en contradiction avec moi-même. Voici, Monsieur le Sénateur, ce que je disais à Parchappe à cette occasion : « Mais Gheel, si excellent comme établissement public, a encore un défaut inévitable, c'est que si les malades y vivent dans des familles, il n'y vivent pas dans leurs familles et cela seul est une cause puissante de désespoir, de nostalgie, de mort. » Ne mettez donc dans des Gheels français, que les aliénés incurables et non dangereux qui n'ont point de famille ou qui en ont de mauvaises.

Vous m'accusez, Monsieur le Sénateur, de calomnier les aliénistes en prétendant qu'ils tuent leurs malades, mais qui a inspiré les législateurs de 1838 ? évidemment les aliénistes de l'époque. Qui défend aujourd'hui la loi que je combats ? ce sont encore les aliénistes. Ils veulent toujours, comme en 1838, comme ils le voulaient déjà du temps même de Pinel, réunir le plus grand nombre possible d'aliénés dans les asiles dont ils sont les directeurs, les médecins en chef, les inspecteurs généraux. Eh bien, dans ces maisons on perd 14 malades sur 100, le double de ce qu'on en perd à Gheel, on en guérit 7 sur 100, le tiers de ce qu'on en guérit à Gheel, ceux qui meurent dans ces asiles y meurent de désespoir, monsieur le ministre vous l'a dit et vous ne voudriez pas, Monsieur le Sénateur, que les inspirateurs, que les auteurs de faits si déplorables en fussent moralement responsables ! Ici je n'accuse pas leurs intentions, je n'accuse que les résultats de leur système, dont je crois avoir démontré toute la fausseté.

Vous me reprochez, Monsieur le Sénateur, d'avoir publié ma pétition dans une certaine presse. Je connais la presse, la grande presse et je l'honore infiniment; je me suis adressé à elle en envoyant à tous les journaux de Paris, un exemplaire de ma pétition. Peu ont osé la reproduire et la commenter. Vous savez, Monsieur le Sénateur, que certains d'entre eux ont eu à s'en repentir. Évidemment le silence qu s'est fait a été commandé par les aliénistes, car le gouvernement n'avait aucun intérêt à empêcher une discussion publique sur la loi de 1838, qui n'est pas une loi politique, qu'il n'a point faite d'ailleurs, et dont par conséquent, il n'est pas responsable. Mais le silence commandé ne profitera pas à mes adversaires; il suffirait, à l'époque où nous sommes, pour perdre complètement leur cause.

J'ai dit quelque part que quand il y avait doute sur l'état de la raison d'un homme accusé d'un crime, c'était aux médecins qu'il fallait s'adresser pour l'éclaircir, et vous me reprochez, à cette occasion, de demander qu'avant d'interner un fou, on réunisse un conseil de famille, assisté d'un certain nombre de voisins du malade, et présidé par le juge de paix du canton, afin de bien savoir si le fou a été soigné dans sa famille, s'il n'a pas été et s'il ne serait pas encore la victime de sévices graves et s'il est dangeréux. Évidemment, Monsieur le Sénateur, les deux cas ne sont pas semblables. Dans le premier, en effet, il y a un crime de commis, son auteur feint la folie, ou est véritablement fou. Ces questions sont souvent fort difficiles à résoudre et nécessitent toute la sagacité des médecins appelés à les examiner, et cet examen ne doit être fait que par eux puisque la folie est une maladie. Mais dans le second cas il n'y a pas eu d'actes criminels de commis par un homme qui peut être aliéné ou ne l'être pas. Cet homme n'a aucun intérêt à feindre la folie qui éclate avec plus ou moins d'accentuation dans son regard, ses idées et ses gestes ; il est fou, donc il est malade. A-t-il été soigné convenablement ? doit-il sa maladie à des sévices graves ? enfin, est-il dangereux ? Toutes ces questions peuvent être mieux résolues par un conseil de famille, par des voisins, par le juge de paix, que par des médecins habituellement éloignés du domicile de l'aliéné et qui ne connaissent pas une foule de faits, de renseignements que les parents, les voisins, le juge de paix, connaissent bien mieux. Au surplus, Monsieur le Sénateur, peu importe le moyen que vous emploierez dans ce cas, pourvu qu'à son aide vous arriviez à assurer le traitement de l'aliéné dans sa famille et à empêcher qu'il soit renfermé dans un asile tant qu'il ne sera pas incurable et dangereux

Vous me demandez, Monsieur le Sénateur, pourquoi je n'ai pas adressé mes observations aux législateurs de 1838. Mais je n'avais pas alors beaucoup plus de 40 ans. J'avais à peine 14 ans de pratique médicale, je n'étais encore que membre du conseil municipal de ma commune et du conseil de mon arrondissement. De quel poids aurait pesé mon opinion ? Supposez-vous, Monsieur le Sénateur, membre de la Chambre des pairs de cette époque et rapporteur de ma pétition ! que n'auriez-vous pas dit de mon outrecuidance ! et puis, l'expérience de la loi n'était pas faite, vous auriez eu à m'opposer toutes les promesses des aliénistes d'alors, toutes leurs affirmations dogmatiques. J'aurais perdu mon temps et ma peine.

Je pourrais, Monsieur le Sénateur, entrer dans bien plus de développements sur la question qui nous divise, mais je crois en avoir dit assez pour que vous et vos collègues de la commission des pétitions, arriviez à partager au moins en grande partie, mon opinion sur le régime des aliénés en

France , régime tel que pas une des douleurs des pauvres esclaves en Amérique ne leur est épargnée.

Accueillez, Monsieur le Sénateur, l'hommage de mon profond respect.